ÉTUDE ET TRAITEMENT

DES

MALADIES VÉNÉRIENNES

MIS A LA PORTÉE DES GENS DU MONDE.

PHARMACIE DE GADOT,

Rue Poulaillerie, n° 13, à Lyon.

Chaque flacon de l'*Œnolé dépuratif de salsepareille*, ainsi que chaque pot de l'*Électuaire anti-blennorrhagique*, devra être revêtu du cachet ci-dessous désigné :

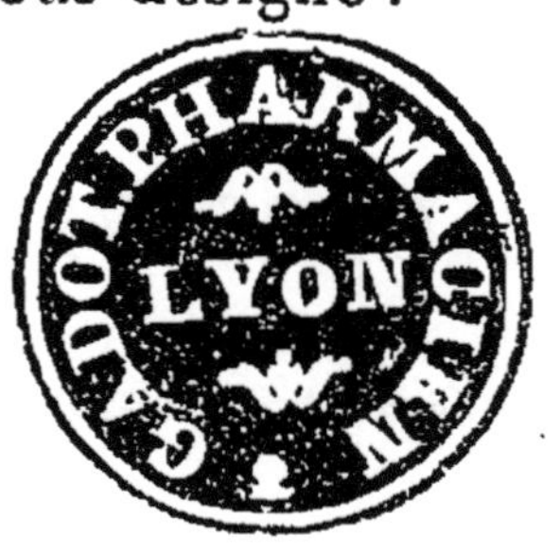

Le prix du flacon d'Œnolé est de 5 fr.
Celui du pot d'Électuaire est de 5 fr.

S'adresser, pour les médicaments prescrits dans cet ouvrage, à M. Gadot, pharmacien, rue Poulaillerie, n° 15, à Lyon ; et à
chez M.

ÉTUDE ET TRAITEMENT

DES

MALADIES VÉNÉRIENNES

MIS A LA PORTÉE DES GENS DU MONDE,

Par M. T......,

Docteur en médecine et en chirurgie,
reçu par la Faculté de Coïmbre en Portugal,
patenté du Gouvernement français
et breveté de l'Université de Turin.

PRIX : 1 FR.

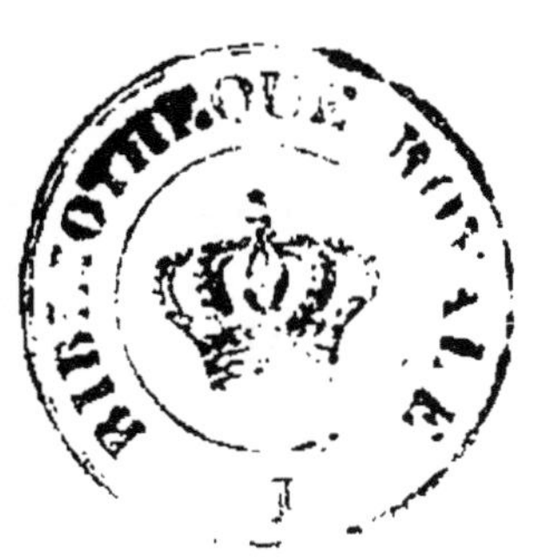

LYON.

CHEZ AUG. BARON, LIBRAIRE, RUE CLERMONT;

ET CHEZ LES PRINCIPAUX LIBRAIRES.

1837.

Introduction.

CONSIDÉRATIONS GÉNÉRALES SUR LES MALADIES VÉNÉRIENNES.

Les maladies secrètes dont nous entreprenons l'analyse, sont peut-être de toutes les affections morbides qui affligent l'humanité celles qui exercent les plus grands ravages sur notre économie, soit à cause de l'importance des organes qui en sont le siége, soit encore à cause de la facilité que possède le virus vénérien, quand il existe, de s'infiltrer dans toute circulation et de corrompre ainsi toutes les humeurs, soit enfin, par suite de traitements antirationnels ou insuffisants. Nous nous estimerons heureux si la nouvelle préparation que nous annonçons au monde malade, parvient, comme de nombreux exemples nous en donnent la douce espérance, à combattre avec plus d'efficacité que celles de nos devanciers, un aussi dangereux ennemi.

Avant d'aller plus avant, nous établirons, d'accord en cela avec les médecins les plus recommandables, une distinction radicale entre toutes les divreses affections syphilitiques, distinction de la plus haute importance, et sur laquelle nous ne saurions trop insister, puisque c'est pour l'avoir méconnue que tant de praticiens n'ont traité leurs malades qu'en les exposant ultérieurement à une foule d'accidents graves et dévastateurs : nous voulons parler de la ligne qui sépare la gonorrhée autrement dite blennorhagie, se manifestant par des écoulements divers, de la syphilis ou vérole proprement dite. La première n'est jamais accompagnée du virus vénérien qui a sa nature spécifique, suivant les uns, et auquel d'autres refusent une existence *sui generis*; la seconde doit à la présence de ce virus ses symptômes les plus graves, ses manifestations les plus alarmantes.

Long-temps les mêmes remèdes ont été appliqués au traitement de ces deux affections si distinctes; long-temps le mercure a été seul en possession de les guérir : plus tard, quelques végétaux ont légitimement usurpé quelques droits sur ce pernicieux métal, et enfin aujourd'hui, grâce aux progrès de la science chimique et médicale, nous marchons à grands pas vers l'époque où les préparations mercurielles céderont la place entière à la méthode végétale qui acquiert chaque jour en puissance et en énergie.

Au reste, il ne faudrait pas s'étonner si les substances métalliqués ont eu presque exclusivement la faveur des médecins et des malades; les substances végétales sudorifiques et dépuratives, en tête desquelles nous devons placer la salsepareille, étaient employées d'une manière si grossière et si peu rationnelle ! On n'avait pas réfléchi que les principes dépuratifs ne composaient pas seuls telle plante donnée; qu'une foule de principes étrangers concouraient à sa composition et diminuaient d'autant les propriétés énergiques des premiers par un mélange

inopportun. Il y a de plus, les liqui-
des nécessaires à la décoction, à la
dissolution, et à l'introduction dans
notre organisme, des parties mé-
dicamenteuses, les noyaient sans pro-
fit, en leur enlevant une grande part
de leur force et de leur influence.
On était donc loin, d'un côté, d'avoir
songé à isoler, à extraire les principes dépurateurs, et, d'un autre côté,
à substituer au liquide atténuant un
véhicule qui vînt doubler la puissance de leur bienfaisante action sur
les affections morbides que nous allons décrire, tout en facilitant leur
introduction, et si je puis m'ex-
primer ainsi, leur irradiation dans
toutes les parties du corps malade.

Tels sont les effets de l'OEnolé dépuratif de salsepareille que nous citons en toute confiance comme le plus puissant dépuratif, avec l'espoir de voir diminuer bientôt sensiblement le nombre, la durée et l'intensité de toutes les maladies vénériennes.

Il n'entre pas dans notre plan de signaler à la reconnaissance publique tous les hommes qui ont fait marcher l'art de les guérir ; nous nous contenterons de dire qu'étant venu après eux, et profitant de leurs découvertes, le préparateur de l'OEnolé a tâché de faire mieux, et qu'il a pu mieux faire encore.

ORIGINE DE LA SYPHILIS.

Il existe un grand désaccord chez les médecins sur l'origine des maladies vénériennes, et nous ne voulons pas certainement nous faire juge du débat. Il nous serait cependant facile, comme à tant d'autres, de faire de l'érudition à cet égard et de

1 *

remplir plusieurs de nos pages de citations diverses; mais, convaincu de l'inutilité d'une pareille dissertation, puisque nous ne faisons pas une histoire de la médecine et que le procès ne sera peut-être jamais vidé, nous nous contenterons de quelques mots pour ne pas tromper l'attente de ceux qui chercheraient dans notre opuscule quelques renseignements à ce sujet.

Les maladies vénériennes ont reçu à différentes époques plusieurs noms, pour en désigner les manifestations variées, lorsqu'on a voulu les dénommer sous un terme générique. Tour-à-tour appelées vérole, mal napolitain, mal français, syphilis, mal honteux [1], elles paraissent avoir été connues dès la plus haute antiquité : plusieurs auteurs anciens en parlent d'une manière plus ou moins explicite. Des médecins modernes reconnaissent le fait pour les écoulements simples et le nient pour la vérole proprement dite ; d'autres veulent absolument que la syphilis ait été introduite en Europe par les compagnons de Christophe Colomb ,

[1] Mal honteux ! Ce nom, assez juste en lui-même, n'est guère employé depuis que les médecins modernes ont eu le bon esprit de n'en plus faire un sujet de honte et de reproches aux malades qu'ils traitaient, et qui souvent n'osaient l'avouer, silence qui devait entraîner de bien fatales conséquences pour eux-mêmes et pour la société.

après la découverte du Nouveau-Monde, faite par ce célèbre navigateur, en 1492; mais comme il ne demeura que quelques jours en Espagne, qu'il entreprit presque aussitôt un second voyage; puisqu'aucun auteur du temps ne parle de son invasion à Lisbonne, Barcelone ou Cadix, ville où séjourna Colomb plus ou moins de temps; que d'un autre côté une foule d'historiens contemporains ont écrit que la maladie se déclara à Naples avant ou pendant l'invasion des Français en Italie, sous la conduite de Charles VIII, au mois d'août 1494, et dans le royaume de Naples, en février 1495, il est probable que la syphilis, soit qu'on la considère comme une dégénérescence de la lèpre [1], et ayant pu exister à une époque plus ou moins reculée, soit qu'on lui attribue une autre origine, a pu retomber sur les compagnons de l'illustre Christophe à cause de quelque affection particulière qu'ils rapportèrent d'Amérique (simple conjecture de notre part) ou bien encore, en raison de l'étonnement où ses voya-

---

[1] Quelques-uns l'ont considérée comme une suite de ces maladies qui ont désolé d'une manière si générale et si effrayante toute l'Europe, depuis le quatrième siècle jusqu'à la fin du quinzième, où le mal avait pris un aspect si menaçant, qu'on ordonna des prières publiques comme au temps des grandes calamités.

ges jetèrent le monde et du rapprochement qu'on a dû faire de sa découverte et de la virulence avec laquelle se déclara la maladie quelque temps après l'expédition de Colomb. Un édit du 6 mars 1496, publié à Paris sur les ravages causés par une certaine maladie contagieuse, assez identique avec celle qui nous occupe, indiquerait assez que les Français, laissés à Naples, et qui rentrèrent dans leur pays pendant l'année précitée, exténués de fatigue et de misère, ont dû la répandre dans leur capitale. On possède encore des statuts sur la discipline des lieux de débauche de la ville de Londres, rédigés en 1430, et dont quelques articles feraient croire à l'existence antérieure de la maladie, ou du moins dès la même année.

Nous donnons pourtant l'année 1494 comme l'époque la moins contestable des premiers ravages de la syphilis, et de sa première apparition en Europe, époque qui est celle de l'invasion des Français en Italie. Nous ne chercherons pas à établir ce qu'elle a été dans son principe, comment elle s'est propagée, quel était le mode de traitement alors adopté, préférant avec raison dire ce qu'elle est maintenant et comment nous prétendons la combattre.

DE LA SYPHILIS.

Avant d'entrer dans le détail de chaque affection particulière, nous allons dire les symptômes généraux des maladies vénériennes, sans oublier toutefois l'importante distinction que nous avons établie dans notre introduction. Voyons d'abord ceux que présente la syphilis proprement dite.

La syphilis ou vérole *proprement dite*, maladie terrible qui corrompt les jouissances les plus vives de l'homme, en attaquant la génération dans ses sources secrètes, se présente sous des formes si variées que dans la description que nous allons en faire, nous sommes obligé de nous renfermer dans les caractères les plus généralement observés jusqu'à ce jour.

La plus faible portion du virus vénérien appliquée à une membrane muqueuse [1] ou à une partie de chair mise à nu, suffit pour communiquer

---

[1] Celles qui tapissent le canal de la verge, l'intérieur du nez, de la bouche, les lèvres, le bout des seins, etc.

cette affection aux personnes saines, soit par le coït, soit par tout autre contact ; une fois introduit dans l'organisation, il paraît s'étendre par une sourde fermentation et, au bout d'un temps qu'on ne saurait fixer rigoureusement et qui est de trois à quinze jours dans les cas ordinaires, il se manifeste au dehors de diverses manières. Quelquefois et chez certaines personnes, le principe vénérien ne peut s'épancher au dehors et dénoter sa présence dans l'économie par les symptômes ordinaires de cette maladie. C'est un cas d'autant plus fâcheux que le malade est plus tranquille, et ne se doute nullement qu'il renferme en lui un principe destructeur. Quelques observations vont nous guider dans cette circonstance. Si vous avez quelque soupçon de contagion, remarquez, sans vous frapper l'imagination hors de propos, si vous n'éprouvez point des envies de dormir, si vos facultés digestives ne se troublent point, si vous avez des besoins fréquents de cracher et d'uriner, si enfin vous ne sentez point une courbature plus ou moins forte par tout le corps. La tristesse, la perte de l'appétit, de l'amour du travail, des palpitations, des chaleurs à la paume des mains, peuvent être des indices, incertains cependant, de la présence d'un germe vénérien : généralement enfin on sent quelque dérangement au moral comme au physique.

Après un mauvais traitement, le malade peut voir disparaître les marques extérieures de l'affection, sans qu'il puisse prétendre être guéri : alors les parties génitales se maintiennent dans un certain état d'irritation ; le canal éprouve un fourmillement assez douloureux et qui a même du retentissement jusqu'au fondement et à la vessie ; les testicules souffrent de tiraillements intermittents. Envies fréquentes d'uriner, écoulement d'une matière purulente, maux d'estomac, fatigue générale : tels sont les symptômes les plus fréquents, qui, soit ensemble, soit séparément, indiquent que la maladie a été mal traitée, et qu'il reste dans le sang quelque germe corrupteur.

Les individus faibles, comme nous aurons occasion de le rappeler, ou qui ont une organisation viciée, contractent plus facilement la maladie qui nous occupe. Les tempéraments sanguins ont moins à craindre que les bilieux. Un vice du sang, une maladie chronique de la poitrine et du ventre, sont autant de prédispositions à ce mal grave qui attaque indistinctement l'un et l'autre sexe.

On a observé des cas où la vérole avait dégénéré en dartres , en écrouelles ou en scorbut. Elle peut aussi se manifester par des engorgements au cou, aux aisselles, au ventre, par une démangeaison, une inflammation aux yeux ou à quelque autre partie tendre et délicate; elle peut occasionner la perte de la vue, de l'ouïe, et, surtout quand elle est négligée, produire la carie des os, accident souvent irréparable, mais heureusement rare. La chute des cheveux, des symptômes de jaunisse et d'hydropisie, des irritations nerveuses, la pâleur et la lividité du visage, l'altération des poumons, accusée par une toux sèche et une salivation abondante, un amaigrissement général, et enfin la mort, peuvent être les conséquences des ravages de cette terrible maladie, quand on ne l'arrête pas dans sa marche. Mais nous allons bientôt, avec la description détaillée de chaque affection particulière, donner les moyens de la combattre avec tout le succès désirable.

Nous allons terminer ces considérations générales par quelques mots sur les affections particulières de la femme. Telles sont la suppression ou l'abondance maladive des règles, les fleurs blanches, le squirrhe, la gangrène, les cancers de matrice et du sein, la stérilité, l'avortement, etc. Les enfants qui proviennent d'un contact contagieux apportent aussi en naissant les vices de leur origine.

Puisse la lecture de ce petit ouvrage éclairer et guider les malades dans l'observation des dérangements causés dans leur organisation par la syphilis ! Puisse-t-il surtout les engager à ne pas retarder d'un seul jour, d'un seul instant, les soins qu'ils se doivent et doivent également à la santé publique. Il est hors de doute que si tout malade avait la précaution de se traiter radicalement et promptement dès les premiers symptômes, nous verrions bientôt diminuer sensiblement l'intensité et le nombre des cas de l'affection vérolique et d'une foule de maladies qui peuvent lui reprocher leur naissance ou leur gravité.

Voici le tableau des aspects les plus communs de la syphilis :

Symptômes primitifs :
- Chancres ou ulcères primitifs.
- Phimosis.
- Paraphimosis.
- Bubons ou poulains.

Symptômes consécutifs :
- Ulcères et chancres consécutifs.
- Pustules de la peau.
- Fissures et rhagades.
- Végétation vénérienne connue sous les noms de choux-fleurs, poireaux, crêtes-de-coq, verrues, champignons, etc.
- Gonflement et carie des os, ou exostoses.

Les chancres ou ulcères sont des excavations plus ou moins considérables et qui ont leur siége aux parties génitales de l'homme et de la femme. Chez l'homme, sur le gland, le prépuce, le filet, la peau de la verge, des testicules; chez la femme sur les grandes et les petites lèvres, le col de la matrice; chez les deux sexes, à la langue, au voile du palais, à la gorge, à l'anus, etc.

Le *phimosis* consiste dans le resserrement du prépuce: le gland reste alors caché et ne peut être mis à découvert.

Le *paraphimosis*. C'est le contraire de l'affection précédente. Le gland une fois mis à nu, ne peut être recouvert par le prépuce.

Les *bubons* ou *poulains* sont un gonflement suivi d'une inflammation plus ou moins intense des glandes de l'aine, des aisselles, du cou, etc. Quand l'aine en est le siége, ils occasionnent une difficulté dans la marche, se terminent souvent par un abcès, et sont ordinairement la suite de chancres négligés ou mal traités; ils peuvent apparaître seuls, ou bien accompagnés de ces derniers.

Ulcères consécutifs. Il y a cette différence entre les ulcères consécutifs et les ulcères ou *chancres primitifs*, que les premiers constituent ce qu'on appelle vulgairement *vérole dégénérée et invétérée.* Ils se déclarent donc souvent après l'apparente guérison d'une maladie vénérienne. Ils peuvent se développer loin du foyer de l'infection et apparaître sous la forme de chancres aux organes sexuels, de bubons, de pustules, de verrues, d'excroissances, d'ulcères aux lèvres, à la langue, au palais, à la luette [1], aux fosses nasales. Ils se manifestent encore par des douleurs dans les solides ou les os, par des fistules aux yeux, à l'anus, à la vessie.

Pustules de la peau. Les pustules, en général, annoncent une maladie

[1] Morceau de chair à l'entrée du gosier.

2*

ancienne. Ce sont des saillies plus ou moins nombreuses et variables en grosseur qui se forment sur la peau et même sur les membranes muqueuses, mais plus ordinairement sur les parties du corps habituellement couvertes, telles que les bras, le ventre, les cuisses, etc. : les démangeaisons, les boutons au visage, la couronne de Vénus, la gale vénérienne, certains abcès aux jambes, et quelquefois les dartres farineuses ou croûteuses doivent rentrer dans cette catégorie.

Fissures et rhagades. On appelle ainsi des gerçures ou crevasses assez profondes qui se creusent au pourtour du fondement , entre les doigts des pieds , etc. Leur plus grand inconvénient est d'empêcher de rester long temps assis , de marcher, de monter à cheval, etc.

Végétations ou excroissances vénériennes. Elles ont ordinairement leur siége sur le gland , au pourtour de l'anus, rarement ailleurs. Elles prennent différents noms suivant leur forme. Voyez le tableau.

Gonflement et carie des os : exostoses, périostoses. Un virus ancien attaque quelquefois les os , qui deviennent alors le siége de gonflement et de douleurs plus ou moins considérables. Les os du crâne, des jambes, des bras, de la poitrine, sont ceux qui en sont le plus particulièrement affectés.

Nous allons passer maintenant à la description plus détaillée de chacune de ces maladies et à leur traitement respectif.

CHANCRES OU ULCÈRES VÉNÉRIENS PRIMITIFS.

Nous avons reconnu deux classes dans la maladie vénérienne : les symptômes primitifs, qui sont les chancres [1] , les bubons récents et certaines pustules, se manifestent *quelques jours* après la cohabitation avec une personne infectée ; ils sont le résultat immédiat de l'application du virus sur l'endroit où ils ont lieu, ou tout au moins aux

[1] Tous les symptômes primitifs peuvent être accompagnés d'une gonorrhée.

parties circonvoisines. C'est ce qui leur a fait donner le nom de *primitifs*. On conçoit tout d'abord que leur traitement doit être plus simple et de moins longue durée.

Les chancres s'annoncent ordinairement par des démangeaisons, par des picotements qui sont bientôt suivis d'une tache, dont le centre, qui offre un point blanc, laisse échapper une matière purulente, rousseâtre et corrosive et qui devient de jour en jour plus fétide et plus abondante. La tache dont la circonférence est à peine perceptible, à son apparition, gagne bientôt en largeur et en profondeur, et devient de plus en plus douloureuse jus-

qu'au point d'amener une inflammation du gland et du prépuce chez
l'homme , en donnant naissance à
une suite d'autres chancres, si le
malade ne se hâte d'y porter remède. L'aspect général est donc un
centre blanc et des bords rouges,
durs et engorgés.

Quelquefois les chancres, et surtout ceux des parties génitales, sont
peu douloureux : leur traitement
alors, pris dès le début, est l'affaire
de peu de jours.

Ces chancres sont désignés sous
le nom de chancres indolents.

—

TRAITEMENT.

Les chancres, quels que soit leur étendue et leur nombre, devront toujours être tenus très-proprement; les chancres simples à leur début seront recouverts au moins deux fois par jour d'un peu de charpie, enduite d'une légère couche de cérat calomélé. Si leur nombre obligeait de mettre une trop grande quantité de charpie, on pourrait supprimer cette dernière en y mettant du cérat calomélé fréquemment renouvelé, en ayant soin de laver plusieurs fois par jour la partie avec le chlorure de soude liquide uni à une décoction mucilagineuse à la dose d'une demi-once de liqueur sur trois de liquide, ensuite, et comme traitement à l'intérieur, trois ou quatre flacons de l'OEnolé dépuratif de salsepareille suffiront pour guérir radicalement cette affection.

Mais s'il y avait de l'inflammation, ce que l'on reconnaît à larougeur du pourtour de l'ulcère, au gonflement de la verge et à la douleur, on fera bien de prendre des bains de verge dans une décoction de feuilles de mauve seules ou accompagnées d'une tête de pavot; une fois l'inflammation apaisée, le traitement indiquéplus haut sera applicable.

DU PHIMOSIS.

Le phimosis peut être amené, 1° par des chancres, qui, enveloppant la paroi intérieure du prépuce, déterminent son rétrécissement; 2° par les chancres du gland qui par le gonflement produisent aussi le phimosis. Cette affection peut avoir lieu sans avoir été précédée par aucun autre accident, et par la seule influence locale du principe contagieux sur le prépuce, qui s'irrite plus ou moins, suivant l'intensité et la malignité de la cause.

ous observerons que cet accident peut également appartenir aux symptômes *consécutifs*.

On reconnaît deux sortes de phimosis : l'un indolent, l'autre inflammatoire.

TRAITEMENT.

Le phimosis indolent est peu dangereux; la nature fait presque toujours les frais du traitement, cependant le repos et les émollients externes et internes, en accélèrent la terminaison ; l'autre demande une attention plus sérieuse. Les cataplasmes de farine de lin, les bains adoucissants avec l'orge, la mauve, sont d'excellents moyens.

Quelquefois l'intensité du mal est telle que l'application de quelques sangsues au périnée , les grands bains, la diète, sont nécessaires pour apaiser les phimosis inflammatoires. Si l'inflammation persiste , on se trouvera bien de faire avec une petite seringue quelques injections de mauve ou de guimauve. Il est toujours opportun dans tous les cas de faire usage de quelque boisson adoucissante. Mais tout cela n'est qu'accessoire, et la guérison radicale ne pourra s'obtenir qu'au moyen d'un dépuratif puissant, et nous recommandons de nouveau l'OEnolé de salsepareille.

DU PARAPHIMOSIS.

Cet accident, comme nous l'avons dit, est l'étranglement du gland par le prépuce : c'est donc le contraire du précédent. Dès que le prépuce est une fois retiré derrière le gland, il ne peut être ramené pour recouvrir ce dernier. Ce résultat est dû à des symptômes syphilitiques, tels que chancres, végétations douloureuses, écoulement du canal de l'urètre ou du gland. Dans cet état, le gland devient d'un rouge foncé, et peut se gonfler au point de devenir deux et même trois fois plus gros que d'habitude ; les chancres qui en sont souvent la cause, s'élargissent et s'irritent ; il s'établit une sorte de strangulation qui arrête la circulation du sang, et une espèce de bourrelet qu'il faut se hâter de résoudre.

TRAITEMENT.

Le phimosis et le paraphimosis étant ordinairement le résultat de chancres très - inflammatoires, le repos, le régime, des bains entiers ou locaux sont ordinairement recommandés. On pourra mêler dans

la boisson rafraîchissante qu'on aura adoptée cinq ou six gouttes de
laudanum liquide par verrée. Si l'on
ne parvenait pas à arrêter l'inflammation, vu la malignité des chancres, l'irritabilité et le tempérament
sanguin du malade, il faudrait faire
une application de quinze à dix-
huit sangsues au périnée (partie
située entre la verge et le fondement), prendre des bains locaux
à l'eau de guimauve, avec vingt-
cinq à trente gouttes de laudanum
liquide par bain. Le bain ne doit
être que tiède. Durant la nuit, et
même pendant le jour, on fera bien
d'appliquer sur la verge des cataplasmes de farine de lin. Nous re-

commandons aussi de tenir la verge dressée contre le ventre, afin de favoriser le retour du sang et par là diminuer l'inflammation. Pour les personnes qui redouteraient les sangsues, ou afin d'éviter la gangrène, on peut opérer le débridement, par une légère incision du prépuce : on obtient ainsi un prompt soulagement ; les parties divisées se cicatrisent en peu de temps.

Quelques flacons d'OEnolé de salsepareille, suivant la gravité du paraphimosis, seront nécessaires pour le cours d'un traitement complet.

DES BUBONS OU POULAINS.

Les bubons sont des tumeurs formées par l'engorgement des glandes, de l'aine, des aisselles et du cou. Ils se déclarent quelquefois seuls, c'est-à-dire, sans que d'autres symptômes vénériens se manifestent aux organes sexuels. Ils se développent ordinairement très-peu de jours après l'acte du coït. Le plus souvent cependant, les bubons n'apparaissent qu'en second ordre, à la suite d'ulcères vénériens, de gonorrhée (chaudepisse), etc. Il arrive aussi qu'ils se manifestent tout d'un conp chez des individus malades depuis long-temps. Ces tumeurs se développent souvent par la seule influence du principe morbifique qui, après être resté plusieurs mois, et même des années sans action, se porte subite-ment sur les glandes dont nous avons parlé.

On peut en faire deux classes : *les bubons inflammatoires et les bu-bons indolents.* Les premiers sont es-sentiellement douloureux, accom-pagnés de rougeurs et de chaleur à la peau. La fièvre en est souvent la conséquence et on les voit tendre rapidement à la suppuration. Les seconds ont une marche plus lente, ne sont pour ainsi dire pas douloureux, ne font pas changer de couleur à la peau et arrivent rarement à la suppuration. Ils sont enfin le signe d'une vérole ancienne, tandis que les inflammatoires, n'apparaissant presque jamais sans écoulement ou sans ulcérations aux parties génitales, dénotent une maladie récente.

Les bubons s'annoncent par un sentiment de gêne, de tiraillement dans l'aine; bientôt une des glandes qui y sont contenues s'engorge, s'irrite et roule sous le doigt qui la presse; l'engorgement se communique aux glandes voisines, la tumeur grossit et devient dure; la marche est pénible, la peau rougit; on y éprouve une sorte de battement ; un amas de pus s'y forme et tend à se faire jour au dehors.

TRAITEMENT.

On applique avec succès des sang-sues à leur début, ainsi que des cataplasmes émollients de farine de lin. Si on les a négligés, il faudra favoriser la suppuration par l'emploi de cataplasmes maturatifs et prendre de cinq à sept flacons d'OENOLÉ DE SALSEPAREILLE. S'ils sont parvenus à une maturité presque complète, c'est à dire, si la sortie du pus est sur le point de se faire, on aura recours à une légère incision, ou on les laissera percer seuls et on les pressera légèrement à chaque pansement, jusqu'à l'entière extraction de la matière purulente ; on y introduira chaque fois un peu de charpie enduite de pommade de concombre ou trempée dans un peu d'OEnolé DE SALSEPAREILLE. Afin que la plaie ne se ferme pas trop vite, on la lavera exactement avec un liquide tiède. Le pansement sera fait soir et matin et on continuera à prendre à l'intérieur, de l'OEnolé DÉPURATIF jusqu'à la disparition entière de tous les symptômes.

DES ULCÈRES CONSÉCUTIFS.

Les ulcères ou chancres vénériens consécutifs annoncent les désordres exercés dans l'économie par un séjour prolongé du virus vénérien. Ils se développent presque constamment par le germe d'ulcères primitifs qui n'a pas été entièrement détruit : ils sont donc la conséquence d'un traitement trop précipité ou mal dirigé. Ils reviennent alors soit à la verge, soit à la bouche, à la gorge, au nez, aux yeux, à l'anus. La matrice et le vagin en sont

quelquefois infectés; souvent même ils y ont déterminé un cancer
ainsi qu'aux intestins et aux seins,
où les ulcères consécutifs se portent
également.

La carie des os, la chute des cheveux, etc., sont autant d'accidents
déplorables causés par la présence
indéfinie du virus dans l'économie,
où il finit par jeter de profondes ra-
cines, et d'où on ne parvient à le
chasser que par le traitement le plus
long et le plus rigoureux. Cette affection peut être encore le résultat
d'un vice de naissance.

Plus on aura attendu de se traiter
convenablement et radicalement,
plus on devra sentir l'importance

d'employer le DÉPURATIF le plus ei-
ficace que nous puissions recom-
mander pour combattre une affection passée à l'état chronique, et
dont le pernicieux principe, en se
mêlant à la masse du sang, lui a com-
muniqué toute sa malignité.

TRAITEMENT.

Nous ne saurions déterminer la
quantité de flacons nécessaire pour
amener une complète guérison; l'ancienneté de la maladie, le tempérament, les écarts de régime, etc.,
doivent nécessairement faire varier
beaucoup le nombre voulu.

PUSTULES DE LA PEAU.

Les pustules syphilitiques sont de petites tumeurs quelquefois sèches quelquefois humides, sous la forme ou apparence de taches cuivreuses. Elles accusent une infection ancienne, et se déclarent soit à la verge, soit aux cuisses, aux bras, et généralement aux parties du corps habituellement recouvertes , comme nous avons eu déjà occasion de le dire. Il en survient aussi aux mamelons des nourrices qui allaitent des enfants infectés. D'après leurs formes variées,

on leur a donné une foule de noms
que nous croyons inutile de rapporter
ici; elles peuvent être quelquefois
primitives et faire éruption quelques
jours après l'apparition d'une sécré-
tion purulente; mais le plus souvent
elles sont consécutives et ne paraissent que plusieurs mois et même
plusieurs années après l'approche
d'une personne infectée. Les pustules sont recouvertes d'un pus dont
l'odeur particulière suffit au méde-
cin pour les signaler.

TRAITEMENT.

Lorsque les pustules seront simples, récentes, les grands bains devront être fréquents ; ceux avec addition d'un mucilage d'orge, de graine de lin conviendront ; dans ces cas, le traitement curatif n'exigera pas au-delà de cinq à six flacons d'OEnoLÉ DÉPURATIF ; mais lorsque les pustules seront anciennes, nombreuses, leur guérison sera plus difficile et plus longue ; l'emploi des pommades excitantes, résolutives avec l'iode, le cérat hydrocyanique, l'opium à l'intérieur, pourront puissamment aider l'action du dépuratif dont la dose devra être plus forte en raison de la durée du traitement.

———

FISSURES ET RHAGADES.

Les rhagades sont des gerçures vénériennes ou plutôt des ulcères qui s'interposent dans les plis environnant l'anus. Ces fissures sont plus ou moins nombreuses, plus ou moins douloureuses et dénotent toujours la présence du virus syphilitique invétéré. Cette sorte d'affection cause souvent beaucoup de douleur et fait

éprouver parfois des cuissons insup-
portables.

TRAITEMENT.

La plus grande propreté doit être observée pendant tout le traitement, quelques bains locaux, formés de décoctions de guimauve, de graine de lin, dans le début, puis continués avec l'eau de plantin, seconderont efficacement l'usage du dépuratif; on fera bien de graisser les parties avec le cérat opiacé, ou de la pommade de belladone.

———————

VÉGÉTATION VÉNÉRIENNE.

Les végétations ou excroissances vénériennes ont reçu différents noms selon la figure que chacune affecte. Ce sont de petites saillies qui se développent ordinairement sur les parties génitales et les autres organes recouverts d'une membrane muqueuse, ou alentour, et ont pour cause une infection ancienne. Le canal de l'urètre, le gland, la face interne du prépuce, le filet, chez l'homme ; le col de la matrice, l'intérieur du vagin, les grandes lèvres, le pourtour du canal de l'urine, chez la femme, tels sont les endroits où se fixent les excroissances syphiliti- ques. On en a observé au périnée, à la face supérieure et interne des cuisses, près du pli de l'aine, au-dessus des organes sexuels, au fon- dement, et jusque dans l'intérieur de ce canal; quelquefois même au palais, à la gorge. Elles se manifes- tent plusieurs mois ou plusieurs an- nées après qu'on a eu des chancres, des pustules, ou après toute autre in- vasion syphilitique. On cite cepen- dant quelques exemples de végéta- tion survenue vingt ou trente jours après un contact impur.

On peut rapporter les excroissances vénériennes à deux classes: 1° Les végétations proprement dites, d'une consistance plus ferme que la peau environnante à laquelle elles tiennent par un petit pied : ce sont les *porreaux*, les *choux-fleurs* ou *verrues*, à cause de leur ressemblance avec ces objets. 2° Les excroissances formées par le développement des replis naturels de la peau, dont la consistance est seulement altérée et qui sécrète une matière plus ou moins fétide, jaunâtre, et parfois sanguinolente; elles reçoivent alors le nom de *condilomes* et de *créte-de-coq*.

Les verrues sont aplaties et blanchâtres; les porreaux se terminent par un renflement. Ces excroissances sont quelquefois d'un rouge semblable à la *fraise*, à la *framboise*, ou affectent la forme d'un *champignon*; les médecins, dans ces cas les ont ainsi dénommées. Rarement elles sont douloureuses; il arrive cependant, dans quelques circonstances, qu'elles acquièrent une notable sensibilité.

TRAITEMENT.

Il est quelquefois assez difficile de se débarrasser de ces excroissances incommodes : on est alors obligé de les brûler avec un caustique, ou de faire l'opération avec un bistouri.

Dans ce cas, il faut avoir recours à un opérateur. Mais le plus souvent, comme notre pratique nous l'a prouvé, l'emploi de l'OEnolé dépuratif est nécessaire pour la guérison; il prévient toujours une nouvelle apparition de ces excroissances. Si, à leur début, elles se trouvent compliquées d'un certain degré d'inflammation, et qu'il y ait augmentation de sensibilité, il est bien d'employer les bains entiers et locaux, d'appliquer à nu sur les parties affectées, des cataplasmes émollients. On a vu même quelquefois l'inflammation assez vive pour réclamer l'application de cinq ou six sangsues sur la partie attaquée. On les combat ensuite avec plus d'avantage par l'emploi de l'OEnolé, et l'opération, s'il y avait lieu, se pratiquerait avec moins de danger et de douleur.

DOULEURS OSTÉOCOPES, EXOSTOSES, CARIE DES OS.

Les douleurs ostéocopes ont leur siége dans les os ; elles donnent des élancements et reviennent par intervalles : c'est surtout la nuit qu'elles se font sentir ; ce redoublement provient de la chaleur du lit : tout le corps peut en être affecté ; mais particulièrement les reins, les articulations, les os du crâne et des membres. Les *exostoses* ou périostoses sont des tumeurs inflammatoires de la substance osseuse ; elles se manifestent surtout aux os qui sont peu recouverts de parties molles, tels que ceux du crâne, de la mâchoire inférieure, des bras et des jambes, le sternum.

La carie vénérienne est une sorte d'ulcération des os très-dangereuse qui amollit et creuse les os ; ils fournissent alors un liquide sanieux, ou purulent, d'une odeur très-fétide. La carie peut amener la surdité, la cécité ; si elle se déclare à la tête, le cancer du nez ou des fosses du nez ; elle affaiblit les facultés intellectuel-

les et peut avoir pour terminaison
la folie et la mort. Le mercure est,
dans ce cas, d'autant plus dangereux,
que son administration intempestive
est généralement accusée d'attaquer
la charpente osseuse de notre organisation.

TRAITEMENT.

Un grand repos et un régime sévère doivent d'abord être observés.
Tout traitement mercuriel, si on en
suit un, doit être aussitôt abandon-
né. Le malade se hâtera de prendre
une foule de précautions de détail
que nous avons mentionnées dans

4*

le cours de cet ouvrage, et se soumettre à l'usage constant, jusqu'à complète guérison, du dépuratif recommandé, l'ŒNOLÉ DE SALSEPAREILLE. Nous ne fixerons ni les doses journalières ni la quantité, renvoyant le lecteur à ce que nous avons dit de son usage à la Notice. Si le malade est d'un tempérament fort, si la maladie est ancienne et a déjà fait des progrès alarmants, elle pourra d'abord être combattue par les doses journalières prescrites qu'on augmentera un peu pour hâter la guérison; mais dans le cas d'une carie vénérienne, on doit surtout attendre la santé de l'effet combiné du temps et de l'usage prolongé de la salsepareille préparée sous le nom d'OEnolé dépuratif.

Outre ces moyens curateurs, nous conseillerons aux malades de faire usage de topiques calmants pour apaiser les douleurs : le baume de Fioraventi, le cérat hydrocyanique, l'huile de laurier procureront de bons effets.

Appendice.

—

DE LA SYPHILIS CHEZ LES ENFANTS.

Les relations intimes qui existent entre le fœtus et la matrice, entre la mère et l'enfant, permettent l'infection directe entre ces deux créatures. D'autrefois la maladie d'un enfant qui vient au monde infecté, ne date que de l'instant de sa sortie, que du moment de l'enfantement. Dans ce dernier cas, c'est de huit à quinze jours après sa naissance que l'enfant ressent ordinairement les premiers symptômes de l'infection syphilitique.

Les baisers des personnes vérolées, le contact d'ustensiles dont elles se servent habituellement, l'allaitement par une nourrice infectée, sont encore des causes fréquentes de contagion pour des enfants nés de parents sains. Dans tous les cas, les symptômes syphilitiques se présentent chez l'enfance avec les mêmes caractères que chez les grandes personnes.

TRAITEMENT.

Il sera le même pour les enfants avec la seule différence qu'on emploiera des doses plus faibles, et étendues d'une boisson adoucissante ainsi que nous l'avons déjà indiqué, à la *Notice* et que la guérison se fera peut-être attendre plus long-temps, surtout s'il y a un vice d'hérédité. Du reste, le traitement local relatif à chacun des symptômes syphilitiques signalés chez les grandes personnes, convient dans ce cas. L'intensité du traitement sera seulement diminuée. Les femmes enceintes pourront sans inconvénient suivre le traitement anti - vénérien. Elles prendront deux cuillerées à bouche d'ŒNOLÉ, le matin, à jeûn.

Nous venons de voir que l'enfant peut ne contracter la maladie qu'au moment de l'accouchement ; il est donc d'une haute importance pour toute femme enceinte qui serait infectée, de se traiter pendant sa grossesse, et le plus tôt possible, si elle ne veut pas avoir la douleur de mettre au monde un enfant vérolé, et de voir se compliquer pour elle les inquiétudes maternelles.

━━━━━━━━━━━━━━━━━━━━━━━━━━━━━━━━━━━━━

GÉNÉRALITÉS,

OU SYMPTÔMES GÉNÉRAUX DE LA GONORRHÉE.

Nous avons dit que la gonorrhée, *sans complications*, est indépendante du virus syphilitique, et qu'elle ne saurait rentrer dans la classe de ces affections, dont la nomenclature est déjà si considérable.

La blennorrhagie (de βλεννα, mu-

cus et de ῥηγνύμι, je fais irruption)
comprend les divers écoulements
qui ont lieu par les parties génitales
de l'homme et de la femme : chez
cette dernière les fleurs blanches
(la leucorrhée) ne sont souvent
qu'un écoulement contagieux dégénéré.

Ces écoulements qu'on nomme
aussi échauffement, chaudepisse, et
qu'à présent nous désignerons indif-
féremment par un de ces noms, se
manifestent dans les parties génitales
des deux sexes par le suintement
d'une matière plus ou moins épaisse,
jaunâtre ou verdâtre, qui tire sur
le blanc après une certaine durée.
Cette sérosité qui est très-âcre, dé-

coule de petits ulcères qui en deviennent le produit après la cohabitation avec une personne infectée ; ils tapissent le canal de l'urètre, et l'émission de l'urine qui devient alors un besoin plus fréquent, est ordinairement accompagnée de douleurs plus ou moins vives , d'une chaleur plus ou moins brûlante, suivant l'âge , le tempérament , les écarts de régime , et surtout suivant l'intensité des causes de la maladie. Nous avons dit *ordinairement*, car il est des malades qui n'éprouvent pas de douleur appréciable, mais nous leur conseillons de ne pas s'endormir dans une funeste sécurité ; car l'écoulement, dans ce cas, pourrait bien n'être que la continuation d'une chaudepisse guérie imparfaitement par une méthode vicieuse, et qui tendrait à passer à un état chronique interminable.

Les autres symptômes de la gonorrhée sont la raideur involontaire de la verge, surtout pendant la nuit : l'érection devient alors très-douloureuse, plus fréquente; le repos et le sommeil abandonnent alors le lit du malade. Quelquefois la verge se courbe : la gonorrhée prend alors le nom de CHAUDEPISSE CORDÉE, en raison du rétrécissement progressif de l'urètre. Dans cette hypothèse, l'écoulement change souvent d'aspect : sa couleur est brunâtre ou livide; le canal laisse quelquefois même échapper un peu de sang pur, l'irritation est poussée à son comble ; les aines, les testicules contractent une extrême sensibilité ; les symptômes, enfin, de locaux qu'ils étaient, deviennent généraux, et entraînent la perte de l'appétit, les nausées, la fièvre inflammatoire. Le gland devient douloureux et augmente parfois de volume. L'inflammation qui se déclare le plus souvent depuis le deuxième jusqu'au huitième jour après le contact d'une personne infectée, attend rarement le quinzième, et plus rarement encore la fin du mois pour se manifester ; elle acquiert plus d'intensité, et l'écoulement devient plus abondant jusqu'à la première quinzaine et même plus tard : passé ce temps, et nous supposons le traitement bien entendu, l'inflammation diminue ainsi que l'écoulement qui finit par devenir presque incolore. La simple chaudepisse dure de trente à quarante jours, mais elle dépasse souvent ce terme et se prolonge pendant plusieurs mois.

Chez la femme, l'irritation est ordinairement moins vive et les accidents moins nombreux ; mais la maladie, lorsqu'on la néglige, dégénère fréquemment en fleurs blanches, et le délabrement de l'estomac, la perte des forces, les pâles couleurs, une vieillesse anticipée peuvent être les résultats d'une coupable insouciance. Nous en reparlerons dans un article à part. Chez l'homme, ce suintement habituel se nomme BLENNORRHÉE.

Un écoulement supprimé ou arrêté peut donner lieu à un engorgement plus ou moins considérable de l'un ou des deux testicules; le gauche est affecté de préférence au droit; quelquefois le mal quitte l'un pour l'autre. On dit alors que la *chaudepisse est tombée dans les bourses.* Les injections, les bains froids, un travail pénible, la danse, des marches trop longues, l'exercice à cheval, sont les causes habituelles de cet accident par l'action directe qu'elles exercent sur l'urètre en déplaçant l'inflammation et en arrêtant, par suite, la gonorrhée avant qu'elle ait parcouru ses diverses périodes. Cette affection se manifeste d'abord par un léger gonflement à l'épididyme, surtout à l'endroit de son union avec le testicule, lequel ne tarde pas à acquérir de deux à trois fois son volume ordinaire. Les douleurs que l'on éprouve alors sont sourdes et accompagnées de pesanteur aux lombes.

Il existe encore une GONORRHÉE qu'on a qualifiée de BATARDE ou de BLENNORRHAGIE DU GLAND. Elle consiste en un léger suintement à la circonférence du gland et à l'intérieur du prépuce. Il existe seul ou avec un écoulement par le canal de l'u-rètre. Chez les femmes, ce suinte-ment peut avoir lieu à la surface des grandes et des petites lèvres. C'est une gonorrhée simple provenant toujours des mêmes causes. Nous remarquerons cependant qu'elle ne s'observe que chez les individus dont le gland est habituellement couvert par le prépuce. Elle peut avoir lieu sans être accompagnée de la plus légère douleur, ni d'aucun signe d'irritation.

Les yeux ont aussi, mais très-rarement, une maladie analogue et qui tient à la même maladie. Les

paupières sont alors rouges et douloureuses. On peut attribuer cet accident aux mêmes causes qu'à la
chaudepisse tombée dans les bourses. Elle peut aussi provenir du
contact du virus avec ces parties délicates, et c'est ce que j'ai eu lieu
d'observer tout récemment.

Abordons enfin le traitement de
toutes ces affections morbifiques
particulières.

TRAITEMENT GÉNÉRAL

ET PARTICULIER

DES DIFFÉRENTES SORTES D'ÉCOULEMENTS.

Tout écoulement, toute gonorrhée est nécessairement accompagnée d'une inflammation plus ou
moins considérable, d'une irritation plus ou moins vive; le premier soin du malade sera donc de
combattre cette inflammation et d'

viter autant que possible d'en ali-
menter les effets par des écarts de
régime, par des exercices violents,
par des veilles trop prolongées, etc.
Les tisanes adoucissantes et mucilagineuses telles que celles de guimauve, de graines de lin, d'orge
perlé; les sirops d'orgeat, de guimauve ou de gomme, du bouillon
de poulet; les bains de verge dans
une décoction de mauve, les grands
bains répétés, tels sont les médicaments et les précautions générales
dont nous recommandons d'abord
l'usage. Les vins, les liqueurs, le
café et les aliments crus, sont aussi
les substances que le malade ban-
nira de sa table, ou du moins dont
il diminuera la quantité.

Nous croyons devoir donner ici quelques indications pour la préparation de diverses tisanes.

Faites bouillir une once de guimauve et un paquet de gramen dans un litre d'eau pendant une bonne heure ; sucrez avec du bois de réglisse pendant la seconde demi-heure, et filtrez à travers un linge. On peut remplacer la guimauve par une bonne pincée de graine de lin, et doubler la dose de gramen en augmentant aussi la quantité d'eau.

Quand l'inflammation est forte et les érections très-douloureuses, on peut faire bouillir dans un litre et demi d'eau une once de racine de nénuphar, une demi-once de racine de guimauve, et ajouter de la réglisse comme ci-dessus, et de plus dix grains de sel de nitre. L'orge en paille, les fleurs de guimauve, font encore une excellente tisane.

Nous ne pousserons pas plus loin ces détails : abordons la partie la plus importante du traitement, c'est-à-dire l'usage et l'emploi de la préparation la plus efficace dans ce genre de maladie : nous voulons parler de L'ÉLECTUAIRE ANTI-BLENNORRHAGIQUE.

On conçoit facilement que la quantité nécessaire pour un traitement radical et complet dépend d'une foule de circonstances que nous ne pouvons énumérer toutes.

Nous ne nous attacherons donc qu'aux principales. La quantité varie ordinairement de quatre à huit pots d'ÉLECTUAIRE. Le bon sens indique du reste que plus la maladie sera récente et traitée de bonne-heure, que moins les symptômes inflammatoires seront violents, plus la quantité sera petite ; et qu'au contraire, plus la maladie sera ancienne et invétérée, plus elle aura été négligée ou abandonnée au point qu'elle sera devenue chronique, c'est-à-dire en permanence ou avec des retours plus ou moins fixes ou périodiques, plus, dans ce dernier cas, le traitement sera long, plus le malade devra s'imposer de priva-

tions, plus enfin les doses de L'ÉLEC-
TUAIRE ANTI-BLENNORHAGIQUE seront
augmentées. Nous nous empresse-
rons d'ailleurs de donner tous les
conseils particuliers que nécessitera
la position de ceux qui nous accor-
deront leur confiance et qui feront
usage de ce remède.

Nous ne terminerons pas cet article, sans présenter encore quelques
conseils généraux, et sans une observation qui, parce qu'elle se ratta-
che indirectement à l'art de guérir,
mérite de trouver ici une petite
place. L'humidité, le froid, le défaut
de propreté, peuvent retarder la
guérison. Il sera donc prudent de se
tenir un peu plus chaudement que

d'habitude , si la maladie se déclare en hiver ou pendant une saison pluvieuse, et de veiller à la propreté du corps et surtout des parties malades. Nous ajouterons cependant , et sans insister davantage , que toutes les précautions que nous venons de décrire dans ces dernières pages , ne sont qu'accessoires et qu'*à la rigueur* , si le malade en était absolument empêché par une foule de causes qu'il serait oiseux d'énumérer ici, il n'ait pas à s'en inquiéter ; l'efficacité et l'énergie des médicaments qui entrent dans la composition de l'ÉLECTUAIRE ANTI-BLENNORRHAGIQUE, sont si puissantes, qu'elles tiennent lieu des moyens secondaires, et résistent à la plupart des causes qui tendraient à maintenir le principe morbifique dans les lieux où il a établi son siége.

Nous avons promis une observation, la voici :

On a vu dans notre introduction que nous avons établi deux grandes classes de maladies vénériennes : 1° celles qui avaient pour cause la présence d'un virus particulier ; 2° celles qui se manifestent en l'absence de ce même virus : or, ces derniè- res, généralement connues sous le nom d'écoulements ou d'échauffe- ments, s'observent souvent après le contact entre personnes plus ou moins saines, mais dont l'âcreté du

sang et des humeurs est une prédis-
position naturelle ou accidentelle.
Dans ce cas, on aurait tort de s'alar-
mer ou de prononcer condamnation
sur la personne que l'on soupçonne-
rait d'infection ou d'infidélité; on
risquerait fort de se tromper d'a-
bord; il y a plus, la tristesse, les
craintes, les jalousies, ne peuvent
qu'aggraver le mal et prolonger la
souffrance. L'ÉLECTUAIRE ANTI-BLEN-
NORRHAGIQUE sera d'autant plus convenable pour traiter cette affection
simple, qu'il est appelé à combattre
des affections plus compliquées et
à corriger toute âcreté ou vice quelconque du sang et des humeurs,
soit que les effets restent latents et

n'exercent des ravages qu'à l'intérieur, soit qu'ils apparaissent au dehors par des picotements ou démangeaisons de la peau, par des boutons, des pustules, etc. Le cas échéant, deux ou trois pots suffiront.

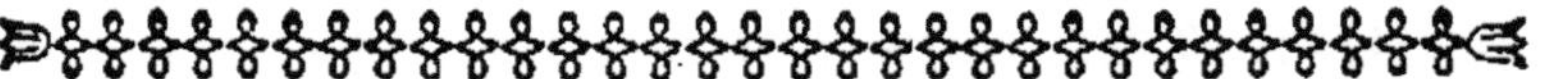

LEUCHORRÉE

OU FLUEURS BLANCHES.

On donna le nom de *flueurs*, et par altération du mot, de fleurs blanches, à un écoulement, chez la femme, qui a lieu par les parties génitales et qui provient de l'intérieur de la matrice et du vagin. La leucorrhée ou perte blanche constitue une affection particulière aux femmes et aux filles ; mais cette perte est loin d'être dans la nature comme l'écoulement des règles. Il n'est pas de maladie qui mine davantage leur santé.

Cet écoulement varie beaucoup pour la couleur, la consistance et la quantité. Tantôt il est blanc et peu épais, tantôt il est d'un jaune verdâtre et consistant ; quelquefois il est clair et transparent comme du blanc d'œuf. On le rencontre aussi mêlé de flocons blanchâtres ou grisâtres.

Les femmes qui y sont le plus sujettes, sont celles d'une constitution lymphatique, pâles et mal réglées ;

celles qui habitent les lieux humides, qui respirent habituellement un air malsain, qui font usage d'une nourriture mauvaise ou insuffisante, etc.

Souvent les fleurs blanches n'occasionnent point de douleur locale et n'amènent qu'un abattement, un malaise général ; mais lorsqu'elles contiennent un principe acrimonieux, elles peuvent causer des démangeaisons et des cuissons extrêmement vives.

Cette maladie s'annonce presque toujours par quelques symptômes particuliers, tels que des douleurs sourdes dans la région hypogastrique, des tiraillements et douleurs d'estomac, l'affaiblissement des fa-

cultés digestives, des envies d'uriner plus fréquentes qu'à l'ordinaire,
la maigreur, la pâleur et la lividité
du teint : elles donnent enfin lieu
aux engorgement, descente ou chute
de la matrice, aux ulcères, polypes,
squirrhes, cancers, etc.

Un principe dartreux ou vénérien
dégénéré, souvent même une simple gonorrhée ou blennorrhagie négligée, sont la cause de cette affection qui peut aussi devoir sa source
à un lait répandu, aux hémorrhoï-
des, enfin à toute mauvaise qualité
du sang, à un principe scrofuleux,
psorique ou gale dégénérée. La mas-
turbation, l'abus du coït, le dérangement des menstrues, le travail ex-

cessif, les veilles prolongées, des chagrins, une vie sédentaire : toutes ces causes peuvent avoir aussi pour résultat les fleurs blanches.

Les jeunes filles apportent quelquefois en naissant cette affection, héritage funeste transmis avec le même sang qui leur donna la vie. La maladie est grave alors et demande un long traitement.

TRAITEMENT.

Si la maladie est accompagnée d'une vive irritation, on appliquera quinze à vingt sangsues autour des parties génitales ou sur le bas-ventre; on prendra quelques bains, et des lavements de graine de lin : quelques purgatifs seront aussi d'un bon effet. On ira respirer un air pur, on se préservera de l'humidité ; on portera une ceinture de flanelle ; on tâchera enfin d'éloigner les nombreuses causes que nous avons détaillées et qui peuvent déterminer ou entretenir une perte blanche. On pourra employer quelques injections dans le vagin, d'abord mucilagineuses, puis faiblement astringentes : elles ne présentent aucun aucun danger chez la femme ; puis faire usage de l'ÉLECTUAIRE ANTI-BLENNORRHAGIQUE (1).

(1) Voir la manière d'en faire usage, p. 106.

Si la maladie provenait cependant d'une altération profonde, déterminée par quelqu'un des mauvais principes que nous avons indiqués, il sera nécessaire de faire usage de L'OENOLÉ DÉPURATIF pendant un temps proportionné à l'ancienneté des accidents.

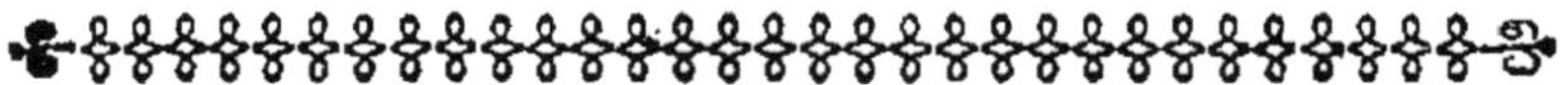

MÉDICAMENTS.

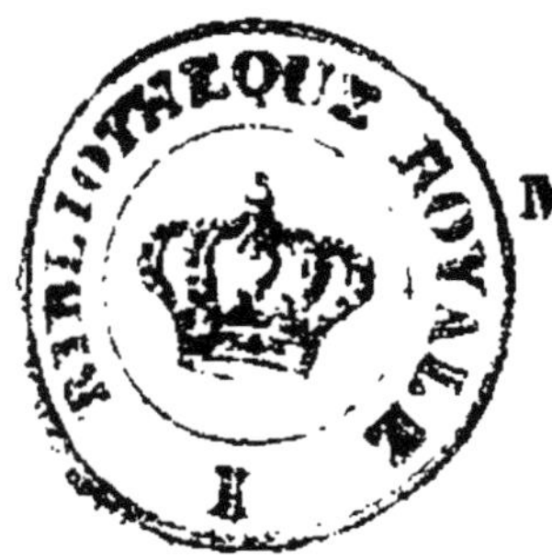

SUR LES PROPRIÉTÉS ET L'EMPLOI
DE L'OENOLÉ DÉPURATIF DE SALSEPAREILLE.

—

L'OENOLÉ DÉPURATIF, préparé avec la salsepareille de premier choix, et par un procédé nouveau, amène des résultats remarquables dans toutes les affections syphilitiques récentes ou invétérées, aussi bien que dans les maladies cutanées.

Nous n'entreprendrons pas de faire le panégyrique de cette plante; elle l'emporte sur toutes les autres en puissance dépurative et en vertu sudorifique, et il nous serait facile d'accumuler ici les éloges des plus célèbres médecins, si nous voulions grossir inutilement ce petit ouvrage. Après des essais nombreux et persévérants, on est parvenu à extraire de ce bienfaisant végétal tous les principes actifs qu'il renferme, à les concentrer de telle sorte, et à leur donner une vigueur telle, que l'œ-NOLÉ DÉPURATIF est destiné à laisser au loin derrière lui tous les autres remèdes connus jusqu'à ce jour, sous les noms de *sirop de salsepareille, sirop dépuratif, rob, etc.*

Qu'on veuille bien se reporter aux indications que nous avons données dans notre introduction, et l'on nous accordera sans doute que cette préparation a pu atteindre le but qu'on devait se proposer. On a fait plus encore, on a réussi à combiner un grand nombre d'autres éléments qui concourent puissamment à l'action de l'OENOLÉ DÉPURATIF. Inaltérable par le temps, ce remède peut se prendre en toute saison, en tout lieu et à tout âge, sans causer le moindre dérangement; il n'oblige à aucun régime sévère et peut en conséquence se prendre en voyage; très-portatif, il ne peut nullement embarrasser. Nous le présentons comme le remède le plus certain contre les *accidents mercuriels.* Il guérit fréquemment *les dartres, les gales anciennes, les rhumatismes, la goutte, les affections scorbutiques et scrofuleuses, et, pour dire en un mot, toutes les maladies entretenues par un virus quelconque; toute âcrimonie du sang, annoncée par des démangeaisons, des chaleurs, des cuissons, rougeurs de la peau, etc.*

La manière d'en faire usage est tout à la fois simple et commode; il n'exige aucune préparation préalable : on en prend le matin, à midi, et le soir, une heure au moins avant le repas et deux heures après : la dose doit être d'abord une cuille-

rée à soupe dans un demi-verre d'eau
On peut augmenter la dose si la maladie est ancienne, et la porter à quatre cuillerées par jour. Deux cuillerées à café suffiront pour les enfants de trois ans et au-dessous; on en donnera une cuillerée de plus aux enfants de trois à six ans. Pour ceux de six à douze, la dose augmentera dans un rapport convenable; et enfin pour ceux de douze et au-dessus, comme pour les personnes d'un tempérament faible et délicat, la quantité n'excèdera pas trois cuillerées à soupe.

Cette liqueur n'a aucun goût désagréable et peut être prise par les personnes les plus difficiles et les plus délicates.

PROPRIÉTÉS ET USAGE DE L'ÉLECTUAIRE ANTI-BLENNORRHAGIQUE.

Nous l'avons dit et nous le répétons, les remèdes anti-syphilitiques mercuriels sont non-seulement impuissants, mais dangereux, pour combattre les maladies que nous venons de décrire sous le nom de gonorrhées ou blennorrhagie. Tous les médecins éclairés et vraiment dignes de ce nom ont reconnu cette intéressante vérité. En effet, les divers écoulements qui ont lieu par le canal de l'urètre étant le résultat de l'inflammation plus ou moins forte de la muqueuse qui tapisse ce conduit, n'ont aucun rapport avec la vérole proprement dite, et doivent être traités différemment : pour se guérir radicalement de ces sortes d'affections, nous avons conseillé l'emploi de l'ÉLECTUAIRE ANTI-BLENNORRHAGIQUE sinon comme *le seul* et *unique*, mais comme un des meilleurs remèdes contre les gonorrhées.

De quoi s'agissait-il ? de détruire une inflammation toute locale au moyen d'une préparation qui s'absorbât promptement, qui pût se porter sur la vessie afin de rendre l'écoulement des urines plus facile et plus répété, en leur communiquant une partie de ses propriétés adoucissantes et anti-phlogistiques. Il fallait un remède qui agît le plus directement possible sur l'organe irrité. Nous avons reconnu ces propriétés dans l'ÉLECTUAIRE.

Si la gonorrhée est récente, la guérison s'effectuera en peu de jours avec une petite quantité d'ÉLECTUAIRE. Il faut avoir soin de s'abstenir de boissons et d'aliments irritants; si l'affection est ancienne, on continuera le traitement en y joignant des bains locaux ou généraux.

Son emploi est très-commode; il suffit d'en prendre deux doses par jour, chacune de la grosseur d'une noisette, une le matin et l'autre le soir, toujours une heure avant et deux heures après le repas.

Nous ajouterons ici que l'ELECTUAIRE ANTI-BLENNORRHAGIQUE convient parfaitement, comme nous l'avons dit, aux femmes atteintes de pertes blanches, qui ont aussi leur source dans les organes sécréteurs irrités ou altérés. On conçoit facilement que la même cause de maladie, si elle n'amène pas précisément les mêmes effets, peut être combattue par la même médicamentation.

OBSERVATIONS.

Les expériences que nous avons pu faire dans notre pratique, nous ont confirmé dans la confiance que nous avons accordée à ce médicament. Voici quelques faits pris parmi le grand nombre de ceux que nous avons recueillis :

1re OBSERVATION.— Une jeune dame fut affectée, en mars 1836, d'une maladie vénérienne qui se montra d'abord sous la forme

d'ulcères aux parties génitales; aux phéno-
mènes ordinaires de cette maladie, se joi-
gnaient des pesanteurs dans le bas-ventre,
des faiblesses, des lassitudes dans les membres inférieurs et surtout dans les genoux;
elle éprouvait des agitations la nuit, un défaut d'appétit; les digestions étaient difficiles.

Dans cet état, elle eut recours aux traitements ordinaires, et fit usage de divers remèdes dont la plupart avaient pour base le
mercure; deux mois et demi de traitement
ne lui apportèrent aucun soulagement, son
mal au contraire s'aggrava de plus en plus;
cette fois je fus appelé, et je trouvai la malade dans l'état que j'ai signalé plus haut:
elle me déclara éprouver ces symptômes à
peu près depuis l'origine de son mal.

Je la soumis au traitement par l'œnolé dépuratif: je dois dire ici qu'elle n'en ressentit
aucun bienfait les 15 ou 20 premiers jours;
elle continua néanmoins, et après 40 jours de

traitement assidu, tous les symptômes syphilitiques, et ceux qui les accompagnent, disparurent.

Pendant ce temps, elle ne fit usage que de l'œnolé, et quelques bains de siége faits avec l'eau de mauve.

2e OBSERVATION.— Une jeune fille des environs de Grenoble, âgée de 19 ans, fut atteinte d'un écoulement syphilitique, pour lequel elle fut traitée par des moyens mercuriels ; les symptômes apparents disparurent assez rapidement, ce qui lui fit croire à une guérison complète.

Un mois après qu'elle eut cessé tout traitement, elle se sentit quelques douleurs dans la gorge ; elle n'accorda d'abord aucune attention à ce petit malaise : pourtant ces douleurs augmentant, elle vint me voir alors, et je reconnus de suite un ulcère syphilitique à la gorge, qui avait pratiqué une profonde excavation dans l'amygdale droite, et avait emporté une partie de la luette ; je lui prescrivis immédiatement l'usage de l'œnolé dépuratif ; son emploi, soutenu pendant deux mois, fit disparaître jusqu'aux dernières traces de son mal.

Je l'ai revue 7 mois après, et elle m'a déclaré n'en avoir ressenti aucune atteinte.

3e Observation. — Marie P...., agée de 34 ans, était malade depuis trois mois d'un ulcère à la gorge, qui avait déjà rongé la luette et attaqué le voile du palais. Le mal s'était déclaré, après une mauvaise guérison d'une chaudepisse. Les préparations mercurielles lui furent administrées sans résultat ; elle fut mise à l'usage de l'œnolé de salsepareille et la guérison fut complète au bout de trois mois.

4ᵉ Observation. — Un jeune homme de 20 ans, dont la mère mourut des suites d'une maladie vénérienne, avait tout le corps dans l'état le plus déplorable, et qui attestait les souffrances atroces auxquelles il était en proie. Il était évident que le vice existait dans toute l'économie, et que le seul moyen à opposer aux effets était de détruire les causes. Le traitement par l'œnolé dépuratif fut suivi, et réussit au-delà de nos espérances. Plusieurs médecins ont été témoins de cette cure qui fut terminée en six mois.

5ᵉ Observation. — M. M...., âgé de 22 ans, avait eu dans sa jeunesse une très-forte teigne sur la tête. Plus tard, il fut sujet à des engelures continuelles et à des démangeaisons par tout le corps. La moindre piqûre, la moindre compression, développaient de nouveaux accidents ; les glandes des aînes et des aisselles étaient très-douloureuses et rien encore n'avait pu améliorer cet état, qui était héréditaire et qui annonçait une grande acrimonie dans le sang. Au bout de trois mois, sa position s'améliora sensiblement; toutes les traces de sa maladie disparurent peu à peu, et la guérison fut enfin complète après 8 mois du même traitement, régulièrement observé.

6e OBSERVATION. — M. L...., avait contracté une maladie vénérienne, consistant d'abord en un ulcère aux parties de la génération; des engorgements aux glandes de l'aîne avaient succédé; les symptômes étaient ensuite devenus plus alarmants, tant par l'action du virus syphilitique que par l'abus du traitement mercuriel qu'il avait suivi; il se soumit à l'emploi de l'œnolé dépuratif de salsepareille: au bout de quatre mois, il se trouva guéri radicalement.

7ᵉ Observation. — Une dame de 30 ans, affectée d'ulcères à la matrice, qui lui causaient des pesanteurs et des douleurs très-vives dans le bas-ventre, après avoir long-temps employé une foule de remèdes sans avoir pu obtenir le moindre soulagement, voyait au contraire augmenter les symptômes de son mal. Nous parvînmes à la décider à faire usage de l'œnolé dépuratif, et au bout de quelques mois, elle se trouva complètement rétablie.

TABLE.

Lyon. G. Rossary, imprimeur.